FORMULAIRE

PHARMACEUTIQUE.

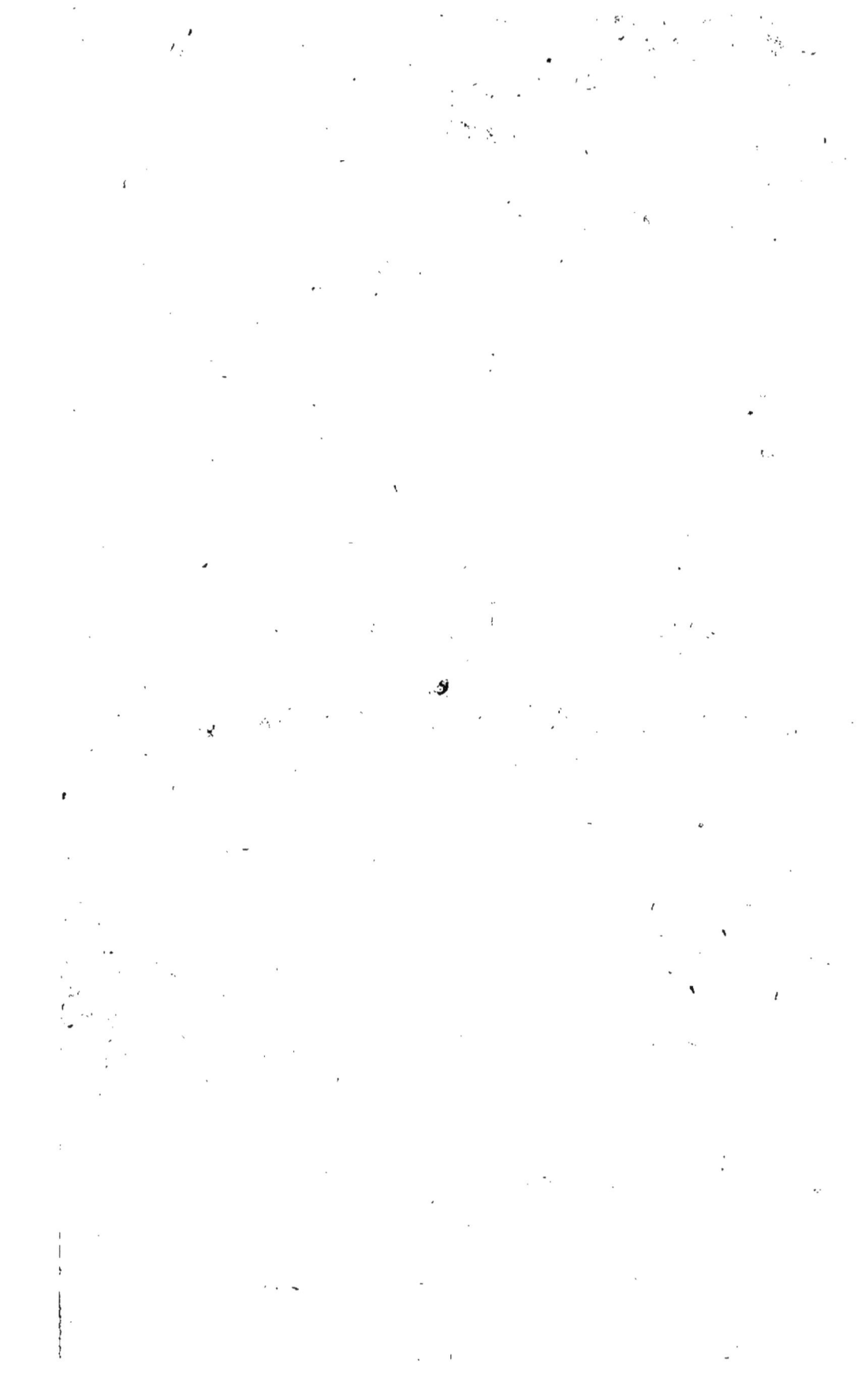

FORMULAIRE

Pharmaceutique

A L'USAGE

DES HOPITAUX, HOSPICES

ET SECOURS A DOMICILE

DE LA VILLE DE LILLE.

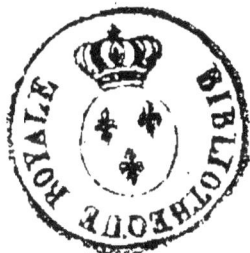

LILLE.

Imprimerie de L. Danel, Grande-Place.

1830.

SÉANCE

Tenue par la Commission administrative

DES HÔPITAUX, HOSPICES

ET SECOURS A DOMICILE DE LA VILLE DE LILLE,

ET

MM. les médecins et chirurgiens attachés à ces divers services, le 30 décembre 1829, à six heures de relevée.

RAPPORT de la commission spéciale nommée pour la rédaction d'un nouveau Formulaire pharmaceutique à l'usage des hôpitaux, hospices et secours à domicile :

MESSIEURS,

La bienfaisance, inépuisable dans ses intentions, a le malheur de ne l'être pas sous le rapport de ses ressources. Telle est la position défavorable dans laquelle se trouvent placés tous ceux qui, par vocation, se vouent au soulagement des misères humaines. La population indigente s'accroît et la somme des revenus reste stationnaire. Cependant, la charité persévérante, qui se souvient d'avoir déjà fait du bien, veut encore en faire ; elle cherche à vaincre tous les obstacles qu'elle rencontre. Au lieu de s'attiédir, elle ranime son courage et veut résoudre l'important problème de faire beaucoup avec peu. Pour y arriver, elle réclame le secours de l'ordre et de l'économie raisonnée, et par ce moyen, réussit à mériter la reconnaissance des hommes.

Guidés par d'aussi nobles intentions, Messieurs les membres de l'administration des hospices, sur les représentations faites par quelques médecins et chirurgiens attachés au service hospitalier de cette ville, que le Formulaire, rédigé en 1797, était loin de pouvoir suffire à remplir toutes les indications que la pratique réclame ; qu'en outre, les préparations qui y sont indiquées n'étaient plus en rapport avec les progrès que les sciences physiques, chimiques et naturelles avaient fait faire, depuis un demi-siècle, à la matière médicale et à la thérapeutique ; que, de son côté, l'administration, ayant lieu d'espérer que l'ordre et l'économie réclamés résulteraient de l'adoption d'une certaine série de médica-mens qui, prévus d'avance, pourraient être achetés en temps opportun et mis à la disposition des praticiens, a, par ces motifs, réuni en assemblée générale, le 2 avril dernier, Messieurs les médecins et chirurgiens, pour mettre en délibération la question de savoir si définitivement il y avait lieu à s'occuper de la rédaction d'un nouveau Formulaire.

La plus grande majorité ayant affirmative-ment résolu la question, il a été procédé, dans la même séance, par voie de scrutin, à la nomination d'une commission chargée de la rédaction de ce Formulaire. C'est le résultat de son travail que cette commission a l'hon-neur de soumettre à votre examen.

1*

Pour remplir vos désirs et ceux de l'administration, nous avons dû rechercher et établir les modifications que les progrès de la chimie, de l'histoire naturelle, ainsi que les observations cliniques particulières, pouvaient permettre de faire subir aux anciennes formules. Guidés par une circonspection non moins amie des indigens que favorable à l'économie, nous avons cru devoir supprimer, comme inutiles, quelques substances faisant partie des prescriptions de nos prédécesseurs, et en admettre quelques autres, sur l'efficacité desquelles l'expérience a déjà favorablement prononcé, en même temps que nous avons rendu quelques formules plus simples et plus conformes aux dénominations modernes de la science.

Le nouveau Formulaire est divisé en trois parties. La première est destinée à la nomenclature des substances simples qui doivent, habituellement, former l'approvisionnement des hôpitaux et hospices. Cette première partie se subdivise en matières animales, végétales et minérales ; viennent ensuite les préparations chimiques.

Dans cette première partie on n'a pas compris quelques substances médicinales qui ne sont employées qu'en composition, dans les préparations officinales. Il est bien entendu qu'au besoin on devra se les procurer.

La deuxième partie contient l'énonciation de toutes les préparations officinales admises pour le service hospitalier de cette ville, lesquelles doivent généralement être confectionnées selon le Codex Français. On a eu le soin d'indiquer la formule de celles qui dérogent à cette règle.

La troisième partie est destinée aux remèdes dits magistraux.

En nous dispensant de formuler les préparations officinales, nous avons pu donner plus d'étendue à cette troisième partie.

C'est, en effet, par les formules magistrales que s'exécute le service journalier ; aussi leur composition doit-elle, tout-à-la-fois, concilier les intérêts de la thérapeutique et faciliter l'exécution du service. Telle est la règle que nous nous sommes imposée en les retraçant.

Le Formulaire des hospices, adopté en 1797, contenait, pêle-mêle, 107 formules, dont 55 n'étaient relatives qu'à des préparations chimiques ou officinales, comme pierre à cautère, émétique, kermès, antimoine diaphorétique, onguent, emplâtre, thériaque, diascordium, etc., tandis que l'on n'y trouvait que 52 préparations magistrales. Le nôtre en comporte 107; mais ce nombre n'est, pour ainsi dire, que fictif, puisque, par exemple, la dénomination d'une potion simple acquiert, par l'addition d'une ou de plusieurs substances, autant de dénominations nouvelles que son mode d'activité reçoit de modifications.

Il en est de même pour toutes les autres formes de médicamens. Ainsi, le plus grand nombre de formules, rendues à leur plus simple expression, n'en forment plus qu'une très-petite série, quoiqu'elles puissent fournir au médecin la facilité de remplir les indications les plus ordinaires et lui éviter la peine de formuler au lit du malade. Il est cependant bien entendu qu'il doit être loisible, aux praticiens de choisir, et de combiner ensemble, dans les proportions et de la manière qui leur sembleront plus appropriées à leurs vues, parmi toutes les substances que la première et la deuxième partie du Formulaire mettent à leur disposition ; mais ils sentiront de suite quelles entraves ils pourraient mettre à l'exécution du service si les formules extraordinaires n'étaient pas réservées pour les cas également extraordinaires.

Tels sont, Messieurs, les motifs qui ont été pris en considération pour la confection de notre Formulaire, et les bases d'après lesquelles il est établi. Approuvé par votre Commission et présenté à la sanction de l'administration, nous espérons qu'elle voudra bien l'accueillir comme l'accomplissement d'une œuvre utile à l'humanité. Puisse le sort du pauvre être allégé à l'aspect de cette bienveillante sollicitude, qui confond, dans les mêmes intentions, les autorités administratives, ceux qui exercent l'art de guérir et les vénérables sœurs qui les secondent.

A Lille, le 30 décembre 1829.

Le rapporteur de la Commission,

LEFEBURE, D. M.

Le rapporteur donne ensuite lecture du nouveau Formulaire, dont toutes les parties, successivement soumises à la discussion entre MM. les médecins et chirurgiens, sont adoptées ainsi qu'il suit :

TABLEAU COMPARATIF

Des poids et mesures à l'usage du service de santé.

NOMENCLATURE NOUVELLE.	POIDS DE MARC.
Kilogramme.............	2 livres.
Demi-kilogramme........	1 livre.
Gramme................	18 grains.
Demi-gramme...........	9 grains.
2 grammes.............	Demi-gros.
4 grammes.............	1 gros.
8 grammes.............	2 gros.
32 grammes............	1 once.
Décigramme	2 grains.
Demi-décigramme.......	1 grain.
1 décigramme et demi..	3 grains.
3 décigrammes	6 grains.
12 décigrammes........	24 grains.

Mesures de capacité réduites aux poids anciens.

1 litre................	2 livres.
Demi-litre..	1 livre.
Quart de litre.........	8 onces.
La cuiller à soupe......	4 gros.
La cuiller à café.......	2 gros.
La goutte	1 grain.

PREMIÈRE PARTIE.

NOMENCLATURE

DES MÉDICAMENS SIMPLES ET COMPOSÉS,

Destinés au service médical des hôpitaux, hospices et secours à domicile de la ville de Lille.

SUBSTANCES ANIMALES.

Axonge.
Cantharides.
Castoreum.
Colle de poisson.
Corne de cerf rapée.
Eponges fines et communes.
Lait de vache.

> (Il s'ajoute aux décoctions d'orge, de lichen, à l'eau de gomme, etc., dites lactées, dans la proportion d'un quart par litre.)

Miel blanc.
Miel jaune.
Musc.
Suif de mouton.
Sangsues.

SUBSTANCES VÉGÉTALES.

Angélique, racines.
Absinthe (grande), feuilles.
Arnica des montagnes, fleurs.
Anis vert (Semences d').
Amandes douces, fruits.
Agaric de chêne.

Bardane à têtes glabre, racines.
Bistorte, racines.
Belladone vulgaire, feuilles et racines.
Bourrache (feuilles de).

Cachou brut.
Consoude officinale, racine.
Chiendent, racine.
Chicorée sauvage, racines et feuilles.
Chêne (écorces de).
Canelle de Chine, écorces.
Capillaires, feuilles (*adiante de Montpellier*).
Ciguë ordinaire, feuilles.
Camomille romaine, fleurs.
Centaurée petite, sommités fleuries.
Coquelicot, fleurs, (*pavot rouge*).

Douce amère, tiges.
Digitale pourprée, feuilles.

Fumeterre, sommités fleuries.

Gentiane jaune, racines.
Guimauve officinale, racines, feuilles et fleurs.
Grenadier, écorces de la racine et du fruit.
Gayac (*bois rapé*).
Garou, écorces.
Genièvre, baies.
Grueau d'avoine.

Houblon grimpant, feuilles.
Hyssope officinale, feuilles.

Ipécacuanha, racines.

Jalap, racines.
Jusquiame noire, feuilles.

Lierre terrestre, feuilles.
Lavande, sommités fleuries.
Lin, semences entières et farine.
Lichen d'Islande.

Mauve sauvage, feuilles et fleurs.
Mélisse officinale, feuilles.
Menthe poivrée sèche, feuilles.
Morelle noire, feuilles.
Moutarde noire, semences.
Mousse de Corse (*varec vermifuge, coralline de Corse*).

Orange amère (écorce d').

Oranger, feuilles.

Orge perlé, et semences germées et séchées, *Malt.*

Patience des jardins, racines.

Pavot, capsules récoltées un peu avant leur maturité.

Pêcher, fleurs.

Quinquina condaminea (*gris loxa*).

Idem   jaune orangé (*calisaya*).

Idem   rouge.

Réglisse glabre, racines.

Rhubarbe exotique, racines.

Romarin officinal, feuilles et sommités fleuries.

Roses de Provins, fleurs.

Riz, semences.

Salep, tubercules radicaux.

Saponaire, racines.

Serpentaire de Virginie, racines.

Sassafras haché, racines et bois.

Salsepareille officinale, racines.

Scille maritime, squames sèches.

Séné, feuilles et follicules.

Sauge cultivée, feuilles.

Semen contra, involucres et fruits de la santoline.

Safran cultivé, stigmates et partie supérieure du style.

Sureau commun , fleurs.

Tamarin , fruits.
Tormentille dressée , racines.
Trèfle d'eau , feuilles.
Tabac , feuilles.
Tilleul à larges feuilles , fleurs.

Valériane officinale , racines.

PRODUITS IMMÉDIATS DES VÉGÉTAUX.

Fécules.

Fécule de pommes de terre.
    de froment (*amidon*).

Sucres et sucs sucrés.

Sucre lombs, ou vergeois , 1.re qualité.
Manne de Calabre (grasse).
Idem de Sicile (sèche).

Gommes.

Gomme arabique ou du Sénégal.
Gomme adragant.

Gommes résines.

Aloès perfolié.

Ammoniaque.
Assa fætida.
Scammonée d'Alep.
Myrrhe.
Opium brut.

Résines.

Colophone.
Oliban.
Poix blanche.
Poix résine.

Oléo-Résines.

Baume de Copahu.
Térébenthine.

Baume.

Styrax liquide.

Huiles fixes.

D'amandes douces.
D'olives.
De lin.
De Ricin.

Huiles volatiles.

Camphre.
Térébenthine (essence de).

PRODUITS DE LA FERMENTATION.

Vins et vinaigres.

Vin ordinaire rouge.
Idem   blanc.
Vinaigre de vin à 3o.

SUBSTANCES MINÉRALES.

Limaille de fer porphyrisée.
Mercure.
Soufre en canon.
Soufre sublimé et lavé.

SELS ET AUTRES PRÉPARATIONS CHIMIQUES.

Acétate d'ammoniaque liquide. Codex Franç.
          de cuivre brut (*vert de gris*).
          de plomb cristallisé (*sel de Saturne*).
          de plomb liquide (*extrait de Saturne*).
              Codex Français.
          de potasse, sec (*terrefoliéé de tartre*).
          de potasse liquide.

Sous-carbonate de potasse.......... 9 gros (36 gram.)
Vinaigre à 3o.................... q. s.
Jusqu'à saturation complète du sous-carbonate, ajoutez :
Eau de fontaine......................... q. s.
Pour faire une livre et demie de liquide, ou 75o grammes.

Acide acétique à 1oo (*vinaigre radical*).

Acide muriatique (*hydrochlorique*) à 23⁰.

      nitrique, à 35⁰.

      sulfurique , à 66⁰.

      tartrique (*tartareux*).

Ammoniaque liquide, à 22⁰.

Borax (*sous-borate de soude*).

Carbonate d'ammoniaque (*sous*).

          de fer (*safran de mars apéritif*).

          de magnésie (*sous*).

          de potasse impure (*potasse du commerce*).

          de potasse , purifié (*sous*).

          de soude purifié (*cristaux de soude*).

Chlorure (proto) d'antimoine (*beurre d'antimoine*).

      (Sous-bi) de calcium (*muriate de chaux*).

      d'oxide de sodium (*dit de Labarraque*).

      de sodium pur (*sel marin*).

      (deuto) de mercure (*sublimé corrosif*).

      (proto) de mercure porphyrisé (*calomelas*).

Hydrochlorate d'ammoniaque (*sel ammoniac*).

Hydrosulfate (proto) d'antimoine (*kermès minéral*).

Nitrate d'argent fondu (*pierre infernale*).

Nitrate de potasse (*sel de nitre*).

Oxide de calcium impur (*chaux vive*).

          de magnesium (*magnésie calcinée*).

Oxide (per) de manganèse pulvérisé (*manganèse*).

(deuto) de mercure (*précipité rouge*).

(proto) de plomb fondu (*litharge*).

hydrate de deuto depotassium (*pierre à cautère*).

Phosphate de chaux (*corne de cerf calcinée*).

Savon blanc du commerce.

médicinal sec. Codex français.

Sulfate d'alumine (*alun*).

d'alumine desséché (*alun calciné*).

de cuivre (*vitriol bleu*).

de fer (*vitriol vert*).

de potasse (*sel duobus*).

de quinine.

de soude (*sel de glaubert*).

de zinc (*vitriol blanc*).

Sulfure d'antimoine porphyrisé.

d'arsenic jaune (*orpiment*).

de chaux liquide.

Chaux vive pulvérisée,

Soufre sublimé; de chaque............ 1 partie.

Eau.................................10 parties.

Toutes ces substances sont mises ensemble dans une chaudière de fer ou de fonte; on fait bouillir pendant une demi-heure; on verse cette espèce de lessive dans un vase de bois de forme convenable, pour qu'elle s'y éclaircisse; on la tire au clair et on la conserve dans des dames Jeannes de grès pour l'usage des bains. Cette liqueur marque ordinairement 12°.

Sulfure de mercure rouge (*cinabre*).

Sulfure de potasse, sec. Codex français.

Tartrate (sûr) de potasse (*créme de tartre*).

de potasse et d'antimoine (*émétique*).

de potasse et de fer solide (*boules de mars*).

Iode.

Hydriodate de potasse.

DEUXIÈME PARTIE.

PRÉPARATIONS OFFICINALES.

Acide sulfurique affaibli.

Eau distillée...................... 9 parties.
  Versez peu à peu :
Acide sulfurique à 66°............... 1 partie.

Acides alcoolisés.

Eau de Rabel. C. F. (*)
Acide nitrique dulcifié, C. F.

Alcools.

Alcool de vin rectifié, à 36°.
de vin à 22° (*eau-de-vie*).
camphré (*eau-de-vie camphrée*). C. F.

Alcoolats.

Alcoolat de cochléaria composé. C. F.

(*) Toutes les préparations marquées C. F. doivent être faites selon le *Codex Français*.

Alcoolat de mélisse composé. C. F.
        de térébenthine composé (*baume de*
          Fioravetiti). C. F.

Eaux distillées.

Eau simple. C. F.
Eau de canelle. C. F.
        de fleurs d'oranger. C. F.
        de menthe poivrée. C. F.

Electuaires et conserves.

Diascordium. C. F.
Thériaque. C. F.
Conserve de roses. C. F.

Ethers alcoolisés.

Ether sulfurique. C. F.
        sulfurique alcoolisé à 45° (*liqueur d'Hoff-*
        man). C. F.

Extraits.

Extrait d'absinthe.
        de Belladone.
        de ciguë.
        de genièvre.
        de gentiane jaune.
        de jusquiame noire.

Extrait aqueux de quinquina. C. F.
.d'opium gommeux.
de réglisse glabre (*suc*).

Onguens, solides et emplâtres.

Onguent brun (*de la mère*). C. F.
Emplâtre de cantharides. C. F.
de ciguë. C. F.
diapalme. C. F.
diachylum gommé. C. F.
de vigo mercuriel. C. F.
agglutinatif (*d'André de Lacroix*).
C. F.
de savon. C. F.
sparadrap ordinaire. C. F.
sparadrap agglutinatif. C. F.

Taffetas d'Angleterre. C. F.
Bougies emplastiques. C. F.
Éponges préparées à la cire. C. F.
Idem   préparées à l'eau. C. F.

Pommades et onguens mous.

Cérat simple.

Cire jaune . . . . 4 onces (125 grammes).
Huile d'olives. . . . . 1 livre (500 grammes).
Faites fondre à une douce chaleur dans un vase de
faïence, passez à travers un linge, en recevant la
colature dans un mortier de marbre chauffé avec de

l'eau bouillante ; agitez avec un pilon de buis, pour faire disparaître les grumaux et incorporez-y peu à peu :

Eau pure............... 10 onces (320 grammes).

Cérat de Goulard.

Cérat simple .... 1 once (32 grammes).
Extrait de Saturne.................... 10 gouttes.
Mêlez.

Pommade de cantharides (*épispastique*).

Cantharides pulvérisées....... 1 once (32 grammes).
Onguent basilicum......... 8 onces (250 grammes).
Faites fondre l'onguent à une douce chaleur ; ajoutez les cantharides au moyen d'un tamis peu serré, remuez jusqu'à parfait refroidissement.

Pommade de Garou. C. F.
ammoniacale, dite de Gondret.

Suif de mouton,
Huile d'olives, de chaque..... 1 once (32 grammes).
Faites liquéfier à une douce chaleur, dans un flacon à large ouverture, et ajoutez peu à peu :
Ammoniaque liquide......... 2 onces (64 grammes).
Agitez jusqu'à parfait refroidissement, et conservez, le flacon étant bien bouché, dans un lieu frais.

Pommade de mercure (*onguent napolitain*).
C. F.
ophtalmique de Désault. C. F.
oxigénée. C. F.

Pommade de soufre (*onguent antipsorique*).
C. F.

Onguent basilicum. C. F.
citrin. C. F.

2*

Onguent populeum. C. F.

      de styrax composé. C. F.

      d'arcéus (*baume*). C. F.

Poudres.

Poudre cathartique. C. F.

      de dower. C. F.

      vermifuge. C. F.

Pilules.

Pilules de cynoglosse. C. F.

      mercurielles de Béloste. C. F.

Sirops, mellites et oximellites.

Sirop simple. C. F.

      de suc de citron. C. F.

      de nerprun. C. F.

      de fleurs de pêcher. C. F.

      de rhubarbe. C. F.

      tartareux (*d'acide tartrique*). C. F.

      de groseilles. C. F.

      d'opium.

Extrait gommeux d'opium..... 1 gros (4 grammes).
    Faites dissoudre dans :

Eau bouillante............ 2 onces (64 grammes).
    Mêlez avec :

Sirop simple.... 4 livres 8 onces (2,250 grammes).

Faites bouillir pendant deux à trois minutes, passez au
    blanchet.

Une once de ce sirop contient à peu près un grain
    d'opium.

Sirop d'orgeat.

Ce sirop doit être préparé selon la formule du Codex, avec cette seule différence, que l'on augmentera d'un quart la proportion des amandes douces, et que la quantité d'amandes amères qu'il prescrit sera diminuée de moitié.

Sirop de salsepareille composée (de cuisinier.) C. F.

Miel dépuré. C. F.

rosat. C. F.

Oximel simple. C. F.

scillitique. C. F.

Solutions aqueuses.

Eau de chaux. C. F.

Liqueur vanswieten. C. F.

Collyre de lanfranc. C. F.

Teintures à l'alcool ou au vinaigre.

Teinture d'aloès. C. F.

d'absinthe simple. C. F.

aromatique (*eau vulnéraire*) composé. C. F.

de cachou. C. F.

de canelle. C. F.

de cantharides. C. F.

de castoreum. C. F.

de digitale. C. F.

de digitale éthèrée, C. F.

Teinture de gentiane. C. F.
   de jalap. C. F.
   de myrrhe. C. F.
   d'extrait aqueux d'opium. C. F.
   de quinquina. C. F.
   de scille. C. F.
   vinaigre scillitique. C. F.

Instrumens en gomme élastique.

Pessaires.
Sondes à mandrins.
Sondes pleines.
Sondes œsophagiennes.
Sondes à ventre.
Sondes creuses à ventre.
Sondes pleines à ventre.
Sondes exploratrices.
Canules à lavemens pour fractures.

———

Portes caustiques en argent. (*)

ESPÈCES.

Espèces apéritives (*diurétiques*).

 Racines d'arrêt-bœuf.
   d'asperges.
   de persil.
   de petit-houx.
   de chardon étoilé.
   de fraisier.

(*) Pour les hôpitaux et hospices.

Espèces amères.

.. Feuilles de fumeterre.
   de houblon.
   de tréfle d'eau.
   de chicorée sauvage.
   de petite centaurée.

Espèces émollientes.

Feuilles de guimauve.
   de mauve.
   de tussilage.
   de mercuriale.
   de pariétaire.

Espèces aromatiques (*dites vulnéraires*).

Feuilles et sommités de lavande.
     de mélisse.
     de menthe.
     de sauge.
     de thym.
     d'absinthe.
     d'origan.
     de romarin.

Espèces dites pectorales ou béchiques (*légèrement excitantes*).

Fleurs de guimauve.
   de mauve.
   de tussilage.
   de bouillon blanc.
   de pavot (*coquelicot*).
Feuilles de capillaire.
   d'hyssope.

Feuilles de scolopendre.
de lierre terrestre.

Espèces toniques (*astringentes*).

Ecorces de grenade.
Racines de bistorte.
de tormentille.

NOTA. Toutes les substances sèches qui composent chacune des espèces, par l'analogie de leurs propriétés médicinales, pouvant se suppléer les unes aux autres, elles pourront être mélangées dans diverses proportions, comme une seule d'elles peut tenir lieu de toutes les autres.

TROISIÈME PARTIE.

PRÉPARATIONS MAGISTRALES.

SECTION I.

BOISSONS.

BOISSONS PRÉPARÉES A FROID.

N.º 1. Limonade minérale.

Acide sulfurique affaibli, 4 gros (16 grammes),
Sirop simple,   2 onces (64 grammes),
Eau,   2 livres (1 litre).

On doit tenir cette boisson dans des vaisseaux de verre ou de faïence, et jamais dans des vases de terre vernissée. Cela doit être surtout recommandé aux malades traités à domicile. On devra toujours la goûter, avant que de la délivrer, pour être certain qu'elle n'est pas trop acide.

N.º 2. Limonade tartrique.

Sirop tartareux,   2 onces (64 grammes).

Eau, ... 2 livres (1 litre)

N.º 3. Limonade vineuse.

Limonade tartrique, ... 2 livres (1 litre)
Vin, ... 4 onces (125 grammes)

N.º 4. Oxicrat.

Oximel simple, ... 2 onces (64 grammes)
Eau, ... 2 livres (1 litre).

N.º 5. Limonade tartro - boratée *(limonade hollandaise)*.

Crême de tartre pulvérisée, 6 gros (24 gram.).
Borax, ... 1 gros (4 gramm.)
Miel dépuré, ... 2 onces (64 gramm.)
Eau, ... 2 livres (1 litre).

Triturez ensemble les deux sels, ajoutez l'eau par petite portion, ensuite le sirop de miel.

Cette boisson peut tenir lieu de l'eau de tamarin.

INFUSIONS.

N.º 6. Infusion de capillaire.

Feuilles de capillaires, 2 gros (8 grammes).

Réglisse ratissée et contuse, 2 gros (8 gramm.).

Versez dessus :

Eau bouillante,   2 livres (1 litre).

Passez à travers une étamine de lin.

On prépare de la même manière les infusions de :

> hyssope.
> lierre terrestre.
> fleurs de mauve et guimauve.
> d'espèces pectorales.
> de graine de lin.

N.º 7. Infusion de séné-purgative (*tisane royale*).

Feuilles de séné,   4 gros (16 grammes).

de chicorée sauvage sèche,

            2 gros (8 grammes).

Sulfate de soude,   5 gros (20 grammes).

Versez sur ces substances :

Eau bouillante, q. s.

Pour un litre de colature. Après quelques heures d'infusion, passez, exprimez légèrement.

Cette tisane se prend en quatre fois.

N.º 8. Infusion de fleurs de sureau.

Fleurs de sureau,   2 gros (8 grammes).

Eau bouillante, q. s. pour un litre de colature.

On prépare de la même manière les infu-sions de :

> fleurs de camomille.
> d'arnica.
> de tilleul.
> d'espèces amères.
> > aromatiques.

DÉCOCTIONS.

N.º 9. Décoction de bardane.

Racines sèches de bardane, 1 once (32 gr.es).
Eau, q. s. pour un litre de colature.

Faites bouillir pendant un quart-d'heure, et sur la fin ajoutez :

Réglisse ratissée et contuse, 2 gros (8 gr.es).

Laissez infuser quelques minutes et passez.

On prépare de la même manière et dans les mêmes proportions, les décoctions de :

> douce amère.
> racine de chicorée.
> guimauve.
> patience.
> grande consoude.

Ainsi que celle faite avec les racines apé-ritives.

N.º 10. Décoction blanche (*de Sydenham*).

Corne de cerf rapée,   1 once (32 grammes).
Eau,   2 livres (1 litre).
   Faites bouillir jusqu'à réduction de moitié
et ajoutez :
Sirop simple,   1 once (32 grammes).
Teinture de canelle,   36 grains (2 grammes).

N.º 11. Décoction sudorifique.

Gayac rapé,   1 once (32 grammes).
   Faites bouillir dans deux litres d'eau jusqu'à
réduction de moitié. Versez la liqueur bouil-
lante sur :
Sassafras haché,   4 gros (16 grammes).
Réglisse ratissée et contuse, 2 gros (8 gr.ᵉˢ).
   Laissez refroidir et passez.

N.º 12. Décoction d'écorce de racine de grenadier.

Ecorce de racine de grenadier, 2 onc. (64 gr.).
Eau commune,   2 livres (1 litre).
   Faites macérer pendant vingt-quatre heures,
ensuite bouillir jusqu'à réduction de moitié.
Passez.
   Cette quantité s'administre ordinairement
en trois doses, de demi-heure en demi-heure.

N.º 13. Décoction de simarouba.

Simarouba, 4 gros (16 grammes).
Faites bouillir pendant un quart-d'heure dans q. s. d'eau pour une livre de colature.

N.º 14. Décoction de lichen d'Islande.

Lichen, 1 once (32 grammes).
Après un quart-d'heure d'ébullition dans un peu d'eau, rejetez cette première décoction qui a débarrassé le lichen de son principe amère. Faites-le ensuite bouillir dans un litre d'eau jusqu'à réduction de moitié, alors ajoutez :
Sirop simple, 4 gros (16 grammes).

N.º 15. Décoction de mousse de Corse (*tisane vermifuge*).

Mousse de Corse, 1 once (32 grammes).
Faites bouillir dans suffisante quantité d'eau pour obtenir un demi-litre de colature. Passez avec expression et ajoutez :
Miel dépuré, 1 once (32 grammes).

N.º 16. Décoction d'orge (*tisane commune*).

Orge germé et séché (*malte*), 4 gros (16 gr.es).

Faites bouillir, jusqu'à crépature, dans suffisante quantité d'eau pour un litre de colature, ajoutez sur la fin de l'ébullition :
Réglisse ratissée et contuse, 1 gros (4 gr.es).

Nota. La décoction d'orge destinée aux boissons édulcorées, oximellées, lactées, sera toujours faite avec l'orge sans addition de réglisse.

N.° 17. Décoction de quinquina (*tisane fébrifuge*).

Quinquina gris concassé, 1 once (32 gr.es).
Eau, q. s. pour un litre de colature.
On fait légèrement bouillir, pendant une demi-heure, dans un vase couvert, et on ajoute sur la fin :
Écorce d'orange amère, 1 gros (4 grammes).
Passez.

N.° 18. Décoction de riz (*eau de riz*).

Riz mondé, 4 gros (16 grammes).
Faites bouillir jusqu'à crépature dans suffisante quantité d'eau pour un litre de colature. Ajoutez sur la fin et faites infuser pendant un quart d'heure :
Écorce d'orange amère, 1 gros (4 grammes).
Passez.

N.º 19. Décoction de tamarin.

Fruit de tamarin,   2 onces (64 grammes).
Eau,   2 livres (1 litre.)
    Faites bouillir quelques minutes, passez et ajoutez :
Miel dépuré,   1 once (32 grammes).

N.º 20. Emulsion ordinaire.

Eau d'orge simple,   2 livres (1 litre).
Sirop d'orgeat , 1 once 4 gros (48 gram.).

N.º 21. Solution de gomme arabique (*eau gommeuse*).

Gomme arabique concassée, 4 gros (16 gram.).
    Faites dissoudre, à l'aide de la chaleur, dans un litre d'eau.

N.º 22. Solution de gomme au cachou.

Eau gommeuse,   2 livres (1 litre).
Teinture de cachou , 1 gros (4 grammes).

N.º 23. Petit lait.

Coagulez le lait avec le vinaigre ou un peu de crême de-tartre en poudre ; séparez la partie caséeuse, clarifiez avec le blanc d'œuf, laissez refroidir et filtrez.

La dose ordinaire est d'un demi-litre.

A moins qu'il n'en soit ordonné autrement par le médecin, et hors les cas prévus, la dose des boissons est d'un litre.

Quand le médecin demande que la boisson soit édulcorée, oximellée ou miellée, on ajoute par litre 1 once 4 gros de sirop simple, d'oximel simple ou de miel.

SECTION II.

BOLS ET PILULES.

N.º 24. Bol antimonial.

Sulfure d'antimoine pulvérisé, 4 grains (2 décigrammes).
Canelle pulvérisée, 2 grains (1 décigramme).
Conserves de roses rouges, q. s. pour un bol.

N.º 25. Bol vermifuge.

Semen contra pulvérisé, 18 grains (1 gramme).
Calomélas, 4 grains (2 décigrammes).
Miel, q. s.

N.º 26. Bol de copahu.

Baume de copahu,
Conserves de roses, de chaque, 10 grains (5 décigrammes).
Poudre de réglisse, q. s.

N.º 27. Bol purgatif.

Jalap pulvérisé,   18 grains (1 gramme).
Scammonée,   8 grains (4 décigrammes).
Miel, q. s.

N.º 28. Bol stomachique.

Magnésie calcinée, 10 grains (5 décigramm.).
Safran pulvérisé, 6 grains (3 décigrammes).
Canelle pulvérisée, 4 grains (2 décigrammes).
Sirop simple, q. s.
Ce bol tient lieu de la confection hyacinthe.

N.º 29. Bol tempérant.

Camphre pulvérisé à l'aide de l'alcool,
Nitrate de potasse, de chaque, 2 grains (1 déc.).
Conserves de roses, q. s., pour une dose.

N.º 30. Bol de rhubarbe.

Rhubarbe pulvérisée,   10 grains (5 décigr.).
Sulfate de soude,   18 grains (1 gramm.).
Miel, q. s.

N.º 31. Bol de soufre.

Fleurs de soufre,   8 grains (4 décigrammes).
Miel, q. s.

N.º 32. Bol de soufre composé.

Fleurs de soufre lavées,
Semences d'anis pulvérisées, de chaque,
    8 grains (4 décigrammes).
Feuilles de séné pulvérisées, 4 grains (2 déc.).
Miel, q. s. pour une dose.

N.º 33. Bol de valériane.

Valériane pulvérisée,   18 grains (1 gramme).
Canelle pulvérisée, 6 grains (3 décigramm.).
Miel,   q. s.

N.º 34. Bol de valériane opiacé.

Bol de valériane ci-dessus.
Extrait d'opium, 1 grain (demi-décigramm.).
    Ce bol peut, au besoin, remplacer la thé-
riaque.

N.º 35. Pilules de Belladone.

Faites, avec l'extrait de cette plante et la
poudre de réglisse, des pilules contenant chacune un demi-grain d'extrait. Les pilules faites
avec les feuilles de belladone pulvérisées, doivent contenir chacune un grain de poudre.

N.º 36. Pilules de digitale.

On prépare ces pilules avec les feuilles de la plante et à la même dose que celles de feuilles de belladone.

N.º 37. Pilules de ciguë.

On les fait avec l'Extrait de ciguë. Chaque pilule doit en contenir un grain.

N.º 38. Pilules d'opium.

Avec l'extrait gommeux d'opium, faites des pilules d'un demi-grain.

N.º 39. Pilules de térébenthine.

Mettez de la térébenthine cuite dans de l'eau froide, et formez des pilules de six grains, qui doivent être conservées dans l'eau froide.

N.º 40. Pilules de savon.

Savon médicinal ratissé, 4 gros (16 gramm.).
Racine de guimauve pulvérisée, 36 grains (2 grammes).
Nitrate de potasse pulvérisée, 10 gr. (5 déc.).

Ramollissez le savon avec un peu d'huile, dans un mortier de marbre, incorporez les poudres après les avoir bien mêlées, et faites 160 pilules.

Chaque pilule contient deux grains de savon.

N.º 41. Pilules de savon aloètiques.

Savon médicinal ratissé, 18 grains (1 gram.).
Aloès soccotrin pulvérisé, 10 grains (5 déc.).

Triturez le savon avec un peu d'huile ; incorporez l'Aloès par petite portion et faites, avec un peu de poudre de racine de guimauve, 10 pilules qui, ainsi que les pilules de savon simple, seront prises par le malade au nombre indiqué par le médecin.

N.º 42. Pilules scillitiques.

Scille pulvérisée, 18 grains (1 gramme).
Gomme ammoniaque pulvérisée, 6 gr. (3 déc.).
Oximel scillitique, q. s. pour faire 20 pilules.

Chaque pilule contient à peu près un grain de scille.

SECTION III.

CATAPLASMES.

N.º 43. Cataplasme émollient.

Farine de lin.   q. s.

Délayez avec l'eau bouillante q. s. et faites cuire à consistance requise.

N.º 44. Cataplasme anodin.

Cataplasme de farine de lin, 8 onc. (250 gr.es).
Teinture d'opium,   1 gros (4 grammes).
Mêlez exactement.

N.º 45. Cataplasme aromatique.

Farine de lin,   2 parties.
Espèces aromatiques en poudre,   4 parties.
Mêlez exactement, délayez avec de l'eau bouillante, faites cuire à consistance requise, retirez du feu et ajoutez par livre de cataplasme :
Vin rouge,   4 onces (125 grammes).

N.º 46. Cataplasme de moutarde (*sinapisme*).

Levain frais ou pâte de froment, 4 onces (125 grammes).
Poudre de graines de moutarde, 4 onces (125 grammes).
Mêlez exactement en ajoutant :
Fort vinaigre, q. s. pour former une pâte liée et facile à étendre sans qu'elle coule.

N.º 47. Cataplasme taniné camphré.

Farine de lin,   2 parties.
Ecorce de chêne en poudre, 6 parties.
 Mêlez exactement, ajoutez :
Eau bouillante, q. s., faites cuire à consis-
 tance requise; après le refroidissement,
 ajoutez, par livre de cataplasme,
Camphre pulvérisé, 1 gros (4 grammes).

SECTION IV.

COLLUTOIRES.

N.º 48. Collutoire alcalin.

Sous-carbonate de potasse, 18 grains (1 gr.ᵉ).
Sirop de miel (*miel dépuré*), 1 once (32 gr.ᵉˢ).
 Triturez dans un mortier de verre.

N.º 49. Collutoire boraté.

Borax,   36 grains (2 grammes).
Sirop de miel, 1 once (32 grammes).
 Mêlez exactement.

N.º 50. Collutoire hydrochlorique.

Acide muriatique (*hydrochlorique*), 36 grains
 (2 grammes).

Sirop de miel, 1 once   (32 grammes).
Mêlez exactement.

SECTION VII.

FUMIGATIONS HYGIÉNIQUES.

N.º 51. Fumigation guytonnienne.

Sel marin (*hydrochlorate de soude*), 4 onces
(125 grammes).
Oxide noir de manganèse pulvérisé, 4 gros
(16 grammes).
Eau,   2 onces (64 grammes).
Mêlez le tout dans une capsule de verre ou
de grès que l'on aura mis sur un réchaud avec
un feu doux ; cet appareil se place au milieu
de la salle que l'on veut désinfecter; on verse
alors dessus :
Acide sulfurique à 66º, 12 gros (48 grammes).
On ferme soigneusement les portes et les
fenêtres que l'on ouvre douze heures après
pour renouveler l'air.

Cette proportion, qui suffit, pour une salle
de vingt lits, sera augmentée ou diminuée,
suivant l'étendue des lieux.

N.º 52. Solution de bichlorure de chaux.

Sous-bichlorure de chaux, 8 onces (250 gr.es).

Dissolvez dans :

Eau,   2 livres (1 litre).

Filtrez et conservez cette dissolution dans
une bouteille bien bouchée, pour l'employer
au besoin, en l'ajoutant à une plus grande
quantité d'eau pour faire des ablutions, etc. (1).

SECTION VIII.

FOMENTATIONS.

N.º 53. Fomentation aromatique cam-phrée.

Infusion aromatique, 1 livre (500 grammes).
Alcool camphré,   ½ once (16 grammes).

N.º 54. Fomentation vineuse et camphrée.

Vin rouge,   2 livres (1 litre).
Teinture aromatique, 1 once (32 grammes).
Alcool camphré,   2 onces (64 grammes).

N.º 55. Fomentation tonique.

Écorce de chêne,   1 once (32 grammes).

---

(1) En mêlant un quart de cette solution avec trois quarts
d'eau, on peut se servir de cette liqueur pour arroser le
plancher des salles et des chambres habitées que l'on voudrait
désinfecter.

Faites bouillir dans q. s. d'eau pour un litre de colature.

N.º 56. Fomentation tonique camphrée.

Ajoutez à la quantité de fomentation ci-dessus :
Alcool camphré,　　　　2 onces (64 grammes).
Muriate d'ammoniaque, 1 gros (4 grammes).

SECTION IX.

GARGARISMES.

N.º 57. Gargarisme adoucissant.

Décoction de guimauve, 6 onces (192 gr.es).
Miel dépuré,　　　　　1 once　(32 gr.es).

N.º 58. Gargarisme acidulé.

Décoction de guimauve, 8 onces (250 gr.es).
Oximel simple,　1 once et demie (48 gr.es).

N.º 59. Gargarisme détersif.

Décoction d'orge,　4 onces (125 grammes).
Miel rosat,　　　　1 once　(32 grammes).
Acide sulfurique affaibli, 10 gouttes (5 décig.).

N.º 60. Gargarisme anti-scorbutique.

Infusion amère, 8 onces (250 grammes).
Sirop de miel, 1 once et demie (48 gram.).
Alcoolat de cochléaria, $\frac{1}{2}$ once (16 grammes).

N.º 61. Gargarisme anodin.

Décoction de guimauve, 4 onces (125 gr.).
Teinture d'opium, 10 gouttes (5 décigramm.).

SECTION X.

INJECTIONS INTESTINALES.

N.º 62. Lavement émollient.

Décoction de graines de lin, q. s.

N.º 63. Lavement d'amidon.

Amidon, 3 gros (12 grammes).
Faites dissoudre dans eau bouillante, quantité suffisante pour un lavement.

N.º 64. Lavement d'amidon opiacé.

Au lavement d'amidon simple ajoutez :
Teinture d'opium, 18 grains (1 gramme).

N.º 65. Lavement laxatif.

Séné, $\frac{1}{2}$ once (16 grammes)
Sulfate de soude,   3 gros (12 grammes)
Décoction de graine de lin,   q. s.
Faites bouillir légèrement ; passez avec expression.

N.º 66. Lavement purgatif.

Au lavement laxatif, ajoutez :
Tartre stibié,   5 grains (2 décigrammes $\frac{1}{2}$).

SECTION XI.

LINIMENS.

N.º 67. Liniment volatil.

Huile d'olives,   1 once (32 grammes).
Ammoniaque liquide, 1 gros (4 grammes).
Agitez dans une fiole bien bouchée.

N.º 68. Liniment camphré.

Camphre,   36 grains (2 grammes).
Triturez dans un mortier de verre, en ajoutant peu à peu :
Huile d'olives,   1 once (32 grammes).
Ammoniaque liquide, 1 gros (4 grammes).

N.º 69. Liniment anodin.

Huile d'olives,   1 once (32 grammes).
Teinture d'opium,   1 gros (4 grammes).

N.º 70. Liniment savonneux camphré.

Savon,   2 gros (8 grammes).
Camphre,   1 gros (4 grammes).
Alcool à 33º,   1 once (32 grammes).

Faites dissoudre le savon et le camphre à l'aide de l'alcool, en triturant dans un mortier; mettez dans une fiole et ajoutez:

Ammoniaque liquide,   1 gros (4 grammes).

N.º 71. Lotions phagédénique (*Eau phagédénique*).

Eau de chaux,   2 livres (1 litre).
Sublimé corrosif (*déuto chlorure de mercure*), 18 grains (1 gramme).

Cette solution devra être agitée chaque fois que l'on voudra s'en servir.

SECTION XII.

POMMADES.

N.º 72. Digestif simple.

Térébenthine pure,   2 onces (64 grammes).

Jaune d'œuf, N.º 2.

Mêlez exactement, en ajoutant peu à peu :
Huile d'olives, q. s.

Pour donner à cette pommade la consistance
du cérat.

N.º 73. Pommade d'hydriodate de potasse.

Hydriodate de potasse , 36 grains (2 gramm.).
Graisse de porc,   1 once (32 grammes).

Triturez dans un mortier de porcelaine le
sel en ajoutant la graisse peu à peu.

N.º 74. Pommade d'hydriodate de potasse iodurée.

En ajoutant 10 grains d'iode à l'hydriodate
de potasse, en faisant la pommade ci-dessus,
on obtiendra la pommade d'hydriodate de
potasse iodurée.

N.º 75. Pommade stibiée.

Tartre stibiée ,   1 gros (4 grammes).
Graisse préparée,   4 gros (16 grammes).

Triturez bien exactement le sel avec un peu
de graisse , dans un mortier de verre , et mêlez
le reste du corps gras.

SECTION XIII.

POTIONS.

N.º 76. Potion adoucissante (*pectorale*).

Décoction de racine de guimauve, 3 onces
  (96 grammes).
Sirop simple,   1 once (32 grammes).

N.º 77. Potion anodine.

Potion adoucissante simple.
Teinture d'opium, 12 grains (6 décigrammes).

N.º 78. Potion oximellée.

Potion adoucissante simple.
  Ajoutez :
Oximel simple,   4 gros (16 grammes).

N.º 79. Potion scillitique.

Potion adoucissante simple.
  Ajoutez :
Oximel scillitique,   4 gros (16 grammes).

N.º 80. Potion émulsive.

Eau gommée,   4 onces (125 grammes).
Sirop d'orgeat,   1 once (32 grammes).

N.º 81. Potion émulsive nitrée.

Potion émulsive simple.
  Ajoutez :
Nitre ,   6 grains (3 décigrammes)

N.º 82. Potion émulsive nitrée et camphrée.

Potion émulsive nitrée.
  Ajoutez , à l'aide de dix-huit grains d
gomme arabique :
Camphre pulvérisé ,   10 grains (5 décigr.)

N.º 83. Potion émulsive anodinée.

Potion émulsive simple.
  Ajoutez :
Teinture d'opium ,   12 grains (6 décigr.)

N.º 84. Potion gommeuse.

Gomme arabique pulvérisée, 2 gros (8 gram.)
  Faites dissoudre dans :
Eau ,   4 onces (125 grammes
  Ajoutez :
Sirop simple ,   1 once (32 grammes
  On rend cette potion *anodinée, nitrée, cam*

hrée, en y ajoutant les mêmes quantités de
.itre, de teinture d'opium et de camphre, que
elles qui ont été indiquées pour la potion
mulsive.

N.º 85. Potion gommeuse émulsive
(*Looch blanc*).

Gomme arabique,   2 gros (8 grammes).
  Dissolvez avec :
Eau,   4 onces (125 grammes).
  Ajoutez :
Sirop d'orgeat,   1 once (32 grammes).

N.º 86. Potion kermétisée.

Kermès minéral,   3 grains (1 décigr. et ½).
Gomme adragante pulvérisée, 10 gr. (5 déc.).
  Triturez ensemble, ajoutez peu à peu :
Solution gommeuse,   3 onces (96 grammes).
Sirop simple,   1 once (32 grammes).

N.º 87. Potion scillitique acidulée.

Infusion d'hyssope,   4 onces (125 grammes).
Oximel scillitique,   4 gros (16 grammes).
Acide nitrique alcoolisé,   36 grains (2 gr.).
  A prendre par cuillerées.

N.º 88. Potion purgative ordinaire.

Séné,   2 gros (8 grammes).
Sulfate de soude,   4 gros (16 grammes).
Faites bouillir, pendant quelques minutes, dans :
Eau,   5 onces (160 grammes).
Passez et ajoutez :
Sirop de nerprun,   1 once (32 grammes).

N.º 89. Potion purgative avec la manne.

Dans la potion purgative ordinaire, on substitue au sirop de nerprun :
Manne grasse, 1 once 4 gros (48 grammes).

N.º 90. Potion purgative majeure.

Séné,   2 gros (8 grammes).
Sulfate de soude,   3 gros (12 grammes).
Rhubarbe exotique, 36 grains (2 grammes).
Manne grasse, 1 once 4 gros (48 grammes).
Eau,   6 onces (192 gramm.).
Faites bouillir le tout pendant quelques minutes, à l'exception de la manne, qui n'est ajoutée qu'à la fin. Passez avec expression et ajoutez :
Jalap pulvérisé, 12 grains (6 décigrammes).

N.º 91. Potion purgative (*drastique*).

Sirop de nerprun,   1 once (32 grammes).
Teinture de jalap,   4 gros (16 grammes).
Eau commune,   2 onces (64 grammes).

N.º 92. Potion de rhubarbe.

Rhubarbe,   1 gros (4 grammes).
Manne,   2 onces (64 grammes).
Eau,   5 onces (160 grammes).
    Faites légèrement bouillir la rhubarbe pendant trois à quatre minutes, faites fondre la manne et coulez.

N.º 93. Potion stibiée.

Tartre émétique,   3 grains (1 décigr. $\frac{1}{2}$).
Eau pure,   8 onces (250 grammes).
    A prendre en trois doses.

N.º 94. Potion d'ipécacuanha.

Ipécacuanha pulvérisé, 18 grains (1 gramm.).
    Délayez dans :
Eau tiède,   4 onces (125 grammes).

N.º 95. Potion d'ipécacuanha stibiée.

A la potion d'ipécacuanha simple, ajoutez :
Tartre stibié,   1 grain ($\frac{1}{2}$ décigramme).

N.º 96. Potion éthèrée.

Eau de menthe poivrée, 2 onces (64 gramm.).
   de fleurs d'oranger, 2 gros (8 grammes).
Sirop simple,   1 once (32 gramm.).
Liqueur d'Hoffman,   36 grains (2 gramm.).
Mettez dans une fiole bien bouchée.

N.º 97. Potion éthèrée anodinée.

A la potion ci-dessus, ajoutez :
Teinture d'opium,   18 grains (1 gramme).

N.º 98. Potion de quinquina et serpentaire (*anti-septique*).

Serpentaire de Virginie,   2 gros (8 gramm.).
   Faites infuser pendant 15 minutes dans q. s.
d'eau bouillante, pour 3 onces de colature.
   D'autre part, mêlez en triturant :
Extrait aqueux de quinquina, 1 gros (4 gr.).
Sirop simple,   1 once (32 grammes).

Ajoutez d'abord l'infusion ci-dessus en triturant, ensuite :

Teinture alcoolique de quinquina, 2 gros (8 grammes).

Acétate d'ammoniaque, 1 once (32 grammes).

N.º 99. Potion anti-séptique camphrée.

Ajoutez à la potion ci-dessus :
Camphre, 10 grains (5 décigrammes).

Que l'on aura préalablement dissous dans la teinture de quinquina et mêlé avec le sirop et l'extrait.

N.º 100. Potion effervescente (*de Rivière*).

Acide tartrique pulvérisé ,
Sous-carbonate de soude pulvérisé, de chaque, 18 grains (1 gramme).

Mêlez ces deux poudres au moment de s'en servir, et projetez ce mélange, au lit du malade, dans 3 onces d'eau édulcorée avec :
Sirop simple , 4 gros (16 grammes).

Il faut agiter et faire prendre au malade au moment de l'effervescence.

SECTION XIV.

SUCS D'HERBES.

Les sucs des plantes récentes seront composés et préparés selon les formules du Codex.

SECTION XV.

VINS MÉDICINAUX.

N.º 101. Vin d'absinthe.

Teinture d'absinthe , 1 gros (4 grammes).
Vin rouge, 2 onces (64 grammes).
Préparez de la même manière le
    Vin de canelle.
      de cochléaria (anti-scorb.).
      de gentiane.
      de quinquina.

N.º 102. Vin de thériaque.

Thériaque, 1 gros (4 grammes).
Vin rouge, 3 onces (96 grammes).

N.º 103. Vin de scordium.

Diascordium, 1 gros (4 grammes).
Vin rouge, 3 onces (96 grammes).

N.º 104. Vin scillitique.

Teinture de scille , 18 grains (1 gramme).
Vin blanc, 3 onces (96 grammes).

SECTION XVI.

TEINTURES.

N.º 105. Teinture d'iode.

Iode, 54 grains (3 grammes).
Alcool à 33º, 1 once (32 grammes).
Faites dissoudre dans un mortier de verre.

N.º 106. Teinture d'iode éthèrée.

Ether sulfurique, 1 gros (4 grammes).
Iode, 6 grains (3 décigrammes).
Mêlez. 30 gouttes de cette solution contiennent un grain d'iode.

N.º 107. Solution d'hydriodate de potasse.

Hydriodate de potasse, 36 grains (2 gr.es).
Eau distillée, 1 once (32 gramm.).

NOTA. Ces préparations d'iode doivent être faites chaque fois qu'elles sont prescrites ou très-peu de temps avant.

Arrêté par les membres de la Commission spéciale :

MM. BAILLY, BRIGANDAT, Th. LESTIBOUDOIS, LEFEBURE.

4*

La Commission administrative délibère :

1.º Le nouveau Formulaire ci-dessus transcrit sera imprimé et adressé individuellement à MM. les médecins, chirurgiens, pharmaciens et aux sœurs hospitalières attachées aux hôpitaux, hospices et secours à domicile de la ville de Lille, afin qu'ils s'y conforment, chacun en ce qui le concerne.

2.º A l'avenir, il ne sera plus employé, pour ces divers services, que les médicamens décrits dans la première et la deuxième partie du Formulaire.

3.º Pour les préparations officinales, non détaillées dans ce Formulaire, la pharmacie centrale et celles particulières desdits établissemens, se conformeront au Codex français. Quant aux préparations magistrales, à moins d'exceptions prévues par le médecin, elles se feront toujours dans les nombres et quantités de substances indiqués dans la formule qui les concerne.

4.o Les sirops, le miel et les huiles d'amandes ou d'olives, ne seront jamais délivrés aux malades sans mélange.

5.o MM. les médecins et chirurgiens sont priés de ne prescrire les boissons miellées et sucrées que dans les proportions nécessaires à remplir une indication particulière.

6.o Dans l'intérêt de leurs malades, MM. les médecins et chirurgiens des secours à domicile sont encore invités à rendre leurs prescriptions aussi simples que possible, afin que les distributions, qui doivent être faites par les sœurs de la charité, n'éprouvent pas de retard. On sait que ce service, fait par un plus grand nombre de médecins, est plus compliqué que celui d'un hôpital, quoique les moyens d'exécution soient loin de pouvoir être aussi complets.

7.o Toutes les substances délivrées aux malades devront toujours être pesées ou mesurées avec exactitude ; aucune substitution ne pourra être faite dans une formule sans en avoir prévenu le médecin, qui devra l'avoir consentie.

8.º On aura soin de ne délivrer que dans des bouteilles ou fioles bien bouchées, les remèdes dans lesquels se trouvent des substances volatiles.

La présente délibération et le Formulaire qui la précède, seront soumis à l'approbation de M. le préfet du département du Nord.

Certifié conforme :
Le vice-président d'âge,
SAVARIN-LEDOUX.

Par le vice-président :
Le secrétaire,
L. PETIT.

Vu et approuvé par nous Conseiller-d'État, Préfet du Nord.

Lille, le 3 mars 1830.

Vicomte DE VILLENEUVE.

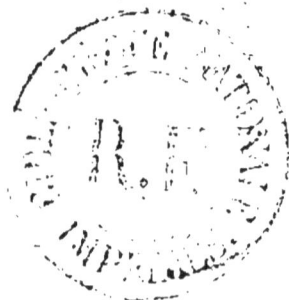

www.ingramcontent.com/pod-product-compliance
Lightning Source LLC
Chambersburg PA
CBHW070906210326
41521CB00010B/2078